ÉTUDE SUR LA COMPOSITION CHIMIQUE

DE LA

POMMADE FONTAINE

COMPARÉE A LA

POMMADE CITRINE DU CODEX

PAR TARIN

PHARMACIEN, EX-INTERNE DES HÔPITAUX

PARIS

IMPRIMERIE ADMINISTRATIVE DE PAUL DUPONT

Rue Jean-Jacques-Rousseau, 41.

1868.

Comme il est dans notre intention de faire un travail sur la salsepareille, nous donnons la formule d'un médicament que M. Fontaine a désigné sous le nom d'*Essence concentrée de salsepareille* : alcaline, iodurée ou ferrugineuse.

Salsepareille du Honduras... 2,750 grammes.
Racines de patience........ 1,750 —
  — de squine........ 1,750 —
Eau.................... 30,000 —
Sassafras.............. 125 —
Alcool................. 2,000 —

On fait bouillir les trois premières substances dans l'eau jusqu'à réduction à environ 8 litres ; on fait cinq décoctions pareilles, de manière que toutes les liqueurs réunies fassent le volume de 12 litres; on ajoute le sassafras et l'alcool, et on filtre.

Pour l'essence alcaline, on ajoute du bicarbonate de soude (50 grammes par litre).

Pour l'essence iodurée, de l'iodure de potassium (30 grammes par litre) ; pour l'essence ferrugineuse, du citrate de fer (30 grammes par litre).

ÉTUDE SUR LA COMPOSITION CHIMIQUE

DE LA

POMMADE FONTAINE

COMPARÉE A LA

POMMADE CITRINE DU CODEX.

Parmi les préparations pharmaceutiques connues sous le nom de pommades, une des plus anciennement et des plus universellement répandues est celle qui est connue sous le nom de pommade citrine, ou onguent citrin ; aussi a-t-elle été le sujet de nombreuses études tendant toutes, soit à faire connaître sa composition, soit à modifier sa formule de manière à rendre son emploi plus commode. Nous allons voir bientôt, en effet, que le choix des corps gras, la proportion de mercure et d'acide azotique, le procédé opératoire ont une importance capitale, et l'étude que nous nous proposons de faire nous montrera pourquoi l'emploi de la pommade Fontaine se généralise de plus en plus, pourquoi les médecins en font un usage si fréquent dans les nombreuses variétés des maladies de la peau.

La pommade Fontaine n'est cependant que la pommade citrine modifiée dans les trois éléments que nous venons d'énumérer, et cette modification, en apparence de peu d'importance, en fait un médicament tout à fait différent au point de vue de ses applications. Plusieurs journaux, soit de médecine, soit de pharmacie, en ont donné des formules plus ou moins exactes, voici sa véritable composition:

Axonge................	18 parties en poids.
Huile d'amandes douces...	13 —
Mercure	1 —
Acide nitrique..........	1.5 —

On fait fondre l'axonge, d'autre part le mercure est dissout à chaud dans l'acide nitrique; la solution mercurielle est versée dans le corps gras fondu, on agite quelque temps en ajoutant les 3/4 de l'huile, on laisse refroidir et on lave à l'eau distillée jusqu'à ce que les eaux du lavage restent neutres; la pommade est ensuite portée dans un mortier en ajoutant le dernier quart d'huile. Mettons en regard la formule et la préparation de la pommade citrine telle que la donne le nouveau codex:

Axonge........................... 10

Huile d'olives..................... 10

Mercure....... 1

Acide nitrique..................... 2

L'axonge est, à l'aide d'une douce chaleur, liquéfiée avec l'huile, et dans ce mélange à demi refroidi, on verse l'azotate acide de mercure, on agite et lorsque le refroidissement est à peu près complet, on coule dans des moules en papier.

Avant d'entrer dans l'étude des réactions qui se passent et d'aborder la comparaison de la composition chimique, examinons l'état physique des deux pommades. La première donne un médicament de couleur légèrement jaune, onctueux, *compacte* (nous insistons surtout sur ce dernier caractère) ; elle fond à une température variable, suivant qu'on la prend quelques jours ou quelques mois après sa préparation. Mais même après deux mois, époque à laquelle elle ne durcit plus, elle est complétement liquéfiée à une température de 34 degrés centigrades. Sa couleur, dans l'intérieur de sa masse varie très-peu, la surface seule blanchit et prend ensuite une teinte légèrement ardoisée due à du mercure très-divisé. Il ressort de ce que nous venons de dire qu'on a un médicament stable, de bonne conservation et d'une application facile sur la peau. La pommade du codex est citrine, dure, présentant dans sa masse de nombreuses cavités, aussi la coupe en est-elle marbrée, et le

pourtour de chaque trou blanchit comme le reste de la surface, preuve manifeste de la pénétration de l'air dans toute
la masse, fait dont nous apprécións l'importance capitale ;
sa consistance varie environ jusqu'à deux mois après sa
préparation, mais même quelques jours après elle ne fond
complétement qu'à 40 degrés centigrades. Au bout d'un
temps variable, la coloration jaune a disparu dans toute la
masse pour être remplacée par une coloration blanche qui
elle-même passe au gris. Il ressort de là qu'on a un médicament peu stable, de mauvaise conservation et d'une application difficile. Ces inconvénients ont été si bien sentis que
la formule de sa préparation a été souvent modifiée et qu'on
s'est beaucoup préoccupé de trouver un moyen d'empêcher
son altération. Autrefois l'axonge seule faisait partie de sa
composition. Résale propose de substituer le beurre pour la
rendre plus onctueuse ; Planche, toujours dans le même
but, substitue l'huile d'olives au beurre et augmente la
proportion de mercure ; enfin, Thompson indique le mélange d'axonge et d'huile d'olives, qui fut sanctionné par le
codex français. En vue de sa conservation, M. Croven
chauffait plus longtemps les corps gras ; M. Bodart fait
couler la pommade dans des étuis en carton et Guibourt
augmente la proportion d'acide nitrique, modification
adoptée par la nouvelle pharmacopée. Cet aperçu rapide mon-
trerait, en dehors de la comparaison des deux médicaments,
et l'importance de l'état physique et la priorité incontestable
de la pommade Fóntaine. Mais, dira-t-on, il n'est pas dif-

ficile de faire une pommade onctueuse, relativement imperméable à l'air qui l'altère. Prouvez-nous qu'elle est tout aussi efficace, que le mercure y est dans un état de combinaison semblable et aussi intime? A ces questions, la thérapeutique pourrait largement répondre et un grand nombre de médecins dermatologues seraient là pour attester son efficacité par des observations nombreuses et suivies. Malgré l'importance de ces affirmations, nous n'en userons pas, tout en témoignant ici publiquement notre reconnaissance à ceux qui nous les ont données et nous demanderons à l'étude chimique seule de répondre. Cette étude n'est pas, comme on va le voir, des plus faciles, lorsqu'on veut déterminer la composition complète et bien des points secondaires pour la question que nous nous sommes posée, resteront longtemps sans réponse à cause du nombre ·considérable des composés qui proviennent de l'action de l'acide nitrique sur les matières grasses, de l'action combinée et qui vient se surajouter de la chaleur et de l'oxyde de mercure.

Mais hâtons-nous de dire que les faits principaux sont connus grâce aux travaux de Chevreul, Millon, Gottlieb, Bromeis, Bussy, Redtembacher, Poutet, Boudet, Laudet, etc., soit sur les corps gras, soit sur les produits de l'action de l'acide nitrique sur la pommade elle-même. Avant d'indiquer nos expériences et les dosages de mercure que nous avons effectués, disons rapidement les phénomènes chimiques qui ont lieu pendant la préparation et après, phénomènes d'où ressortira l'explication des faits déjà cités.

La liqueur mercurielle renferme de l'azotate de bioxyde de mercure, de l'azotate de protoxyde, de l'acide nitrique en excès, de l'acide hypo-azotique provenant du bioxyde d'azote dégagé dans l'action de l'acide nitrique sur le mercure ; la solution étant fortement acide ne peut, comme l'a annoncé Soubeiran, renfermer de l'azotite de mercure. M. Poutet, de Marseille, a reconnu, il y a longtemps, l'action de l'azotate de mercure à froid, qui détermine la solidification de l'huile d'olives. M. Félix Boudet prouve que cette action était due à l'acide hypoazotique.

Antérieurement, M. Gottlieb avait étudié la réaction de l'acide azoteux impur sur l'acide oléique, la liqueur mercurielle précédente agit donc à la fois par l'acide azotique, l'hypoazotide et l'oxyde de mercure. Les réactions s'opèrent dans un temps relativement très-court ; l'acide hypoazotique agissant sur l'oléine de l'huile et de l'axonge, la transforme en partie en élaïdine, substance saponifiable, fusible vers 36° centigrades, il se produit en même temps une matière colorante jaune rougeâtre ; l'acide nitrique libre et une partie de celui qui provient de la décomposition de l'azotate de mercure porte son action oxydante sur la stéarine, la margarine et une partie de l'oléine ; dégagement de bioxyde d'azote dont la plus grande quantité reste engagée dans la masse à l'état d'acide hypoazotique, dont l'action sur les corps gras continue à s'opérer. Cette oxydation a pour résultat la formation d'une petite proportion d'acides nombreux appartenant à la série acétique et à la série oxalique. Dans tous les cas, l'ébranlement moléculaire communiqué à la masse, l'a transformée en une substance éminemment réductrice, et qui tend à s'oxyder de plus en plus. L'oxyde de mercure provoquant rapidement la saponification des corps gras, passe à l'état d'élaïdate principalement et aussi à l'état de stéarate et de margarate. La production rapide d'élaïdine, l'action qui se continue de l'acide hypoazotique, explique en premier lieu pourquoi la consistance des corps gras est changée après quelques instants, pourquoi elle continue de s'accroître, pourquoi encore la perméabilité à l'air de la masse retiendra le bioxyde d'azote qui tend à se dégager. De ces faits si évidents, ressort la nécessité d'enlever autant que possible l'excès d'acide azotique et d'empêcher la pénétration de l'air. Ces deux conditions sont remplies dans la préparation de la pommade Fontaine. Cherchons, avant d'aller plus loin, à nous rendre compte de l'action de la pommade étendue sur la peau.

Elle est due à deux causes : la première plus énergique est celle du mercure qui agit, partie à l'état de sel d'acide gras, partie à l'état réduit, réduction qui s'opère sur place et qui présentant le mercure à l'état naissant et plus divisé accroît ses effets ; la deuxième est celle des substances réductrices. Qui ne sait que le cérat jaune est plus actif que le cérat blanc, et d'un emploi préférable dans le pansement des plaies, à cause de ce fait bien des fois cité et qui se vérifie par le procédé même employé pour transformer la cire jaune en cire blanche? Eh bien, d'après cela, quelle sera la plus active des deux pommades? Sera-ce celle dont le mercure est déjà en partie réduit et dont l'action désoxydante sera diminuée par perméabilité à l'air? Ou bien, sera-ce le médicament dans lequel ces deux propriétés sont conservées et se manifesteront au moment de son application! La réponse est facile et si on nous a suivi attentivement, on sera frappé de la clarté apportée par l'étude chimique et qui n'avait pas encore été assez méditée. On nous objectera peut-être, que la proportion de mercure contenu dans la pommade Fontaine, est plus faible d'environ un tiers; cette objection a peu d'importance, la pratique ayant démontré qu'elle était suffisante pour guérir, et qu'elle n'amenait jamais la salivation mercurielle, reproche adressé à la pommade citrine.

Passons aux expériences que nous avons faites, dans le but d'établir quelles étaient dans les deux préparations:

1° La quantité de mercure à l'état d'azotate et par suite à l'état de simple mélange;

2° La quantité de mercure en combinaison avec les acides gras; combinaisons solubles dans l'excès de corps gras;

3° La proportion de mercure réduit ou existant à l'état métallique, au bout d'un même temps;

4° La proportion de ce métal enlevé à la pommade Fontaine, par l'effet du lavage à l'eau distillée.

Pour résoudre ces questions délicates, nous avons préparé le 12 novembre dernier, avec toutes les précautions possibles, 542 grammes de pommade Fontaine, avec 16 grammes de mercure et 230 grammes de pommade citrine avec 10 grammes de ce métal. L'eau de lavage recueillie pour la première, s'élevait à 1,400 grammes. Nous désignerons, pour plus de commodité, la pommade Fontaine sous le nom de pommade A, l'onguent citrin sous celui de B. Nos expériences ont commencé trois semaines après leur préparation; celles destinées à résoudre la troisième question ont été exécutées un mois et demi après. 25 grammes de chaque médicament ont été mis à fondre au bain-marie, dans deux éprouvettes, à une chaleur moyenne de 45 degrés. Après 6 heures environ, il s'était formé dans chacune trois couches d'épaisseur différente, qui ont été séparées avec tout le soin possible : une inférieure était de l'eau tenant en dissolution de l'azotate de mercure et de l'acide nitrique; une moyenne vert gris était un mélange de sels mercuriels et de mercure réduit; la supérieure d'un jaune clair, plus foncée pour B et parfaitement homogène. Pour A, la couche inférieure pesait 5,50 ; pour B, 2,70. Après évaporation, nous avons obtenu pour A, 0,25, pour B, 0,37 ; d'une substance d'une couleur jaune rougeâtre, avec dégagement de vapeurs nitreuses, plus abondantes pour B; ce sel n'était pas de l'azotate de mercure pur, mais il était mélangé de petites quantités d'acide soluble, provenant de l'oxydation des corps gras. Nous avons effectué le dosage du mercure par le procédé de **M. Personne**, que nous n'avons pas besoin de développer ici et qui est d'une justesse et d'une exactitude très-grande, lorsque la solution iodurée est préparée exactement et que le mercure a été transformé en bichlorure, à l'état de solution bien neutre. Cette transformation en bichlorure a été effectuée par l'eau régale avec excès d'acide chlorhydrique et addition, vers la fin, de chlorate de potasse, par petites quantités, les chlorures alcalins ne nuisant pas à la réaction. Chaque dosage a été effectué presque toujours trois fois et nos chiffres sont des moyennes.

Pour A, les 0,25 de sel renfermaient 0,14 de mercure; pour B, les 0,37 renfermaient 0,21.

La deuxième couche vert gris a été lessivée avec de l'eau, très-légèrement acidulée avec de l'acide nitrique; ce liquide, comme nous nous en sommes assuré, ne dissout pas en quantité appréciable le mercure combiné aux acides gras. Par évaporation, nous avons obtenu pour A 0,17 de sel jaune rougeâtre analogue à celui de la couche inférieure; pour B 0,29. D'après dosage, les 0,17 de A, renfermaient 0,08 de mercure, les 0,29 de B en contenaient 0,18. Ainsi, on a à l'état de nitrate pour A 0,22 de mercure et pour B 0,39. La couche moyenne lavée à l'eau acidulée, laisse un résidu presque blanc et qui pour A pèse 0,95, pour B, 3,75; cette substance onctueuse au toucher, fusible, mais se décomposant partiellement à une température peu élevée, est en grande partie de l'élaïdate de mercure mélangé de margarate et de stéarate ; en traitant par l'acide nitrique concentré à 30 degrés environ, laissant refroidir et reprenant par l'éther, on recueille par évapora- tions des écailles micacées, présentant les caractères de l'acide élaïdique. Les 0,95 de A renfermaient 0,18 de mercure et les 3,75 de B 0,37. La couche supé- rieure est traitée par l'éther, tout se dissout à l'exception d'une certaine quantité de sel mercuriel, qui est recueilli sur le filtre, lavé et dont le poids était de 0,87 pour A ren- fermant 0,14 de mercure ; de 1,92 pour B renfermant 0,17 de mercure, ce sel est très-analogue au précédent, mais paraît renfermer une plus forte proportion de stéarate et de margarate, l'éther n'a pas dépouillé la troisième couche de tout son mercure qui y reste dissous à l'état de sel d'acide gras à la faveur des autres corps gras.

Pour A, cette quantité de mercure est de 0,17 ; pour B, de 0,11. Nous avons évaporé 500 grammes des eaux de lavage et obtenu un résidu qui, rapporté à la totalité du liquide, est de 4ᵍ56. Il est acide, analogue à celui de la couche inférieure quoique renfermant un peu de corps gras entraîné : les 4ᵍ56 renfermant 0,87 de mercure, soit pour 25 grammes de pommade, environ 0,035.

Ainsi résumons en tableau les résultats obtenus :

— 14 —

			Pour A	Pour B.
Pour A ou Fontaine ou 25 gr.	Couche inférieure.	Mercure à l'état de nitrate......	0.14	.... 0.21
	Couche moyenne.	1° Mercure à l'état de nitrate...	0.08	.... 0.18
		2° A l'état d'élaïdate, en partie de stéarate et de margarate......	0.18	.... 0.37
	Couche supérieure.	1° Mercure séparé par l'éther à l'état de combinaison d'acide gras...........	0.14	.... 0.19
		2° Restant dissout dans la pommade à l'état d'acide gras....	0.17	.... 0.11
		TOTAL................	0.71	.... 1.06

Ajoutons les 0,035 de mercure dosé dans l'eau de lavage et correspondant à 25 grammes, et nous aurons retrouvé par l'analyse, pour la pommade Fontaine, les 0,745 de mercure et pour la pommade citrine les 1,06. Le poids de mercure introduit dans la pommade, est pour A, de 0,75 environ ; pour B, de 1 gr. 1 correspondant à 25 gr de chacune d'elles.

Si l'on compare les chiffres inscrits dans le tableau précédent, on remarquera que dans les deux pommades, le mercure se trouve dans le même état de combinaison, et que toute proportion gardée, il y a dans la première une plus forte proportion de mercure à l'état d'élaïdate. Nous avons résolu ainsi trois des questions posées et montré le point capital : lorsqu'on entretient la pommade fondue pendant 24 heures, la couche supérieure augmente de couleur et devient plus rougeâtre ; ce fait est dû à l'acide hypoazotique provenant des couches inférieures dans lesquelles le mercure réduit augmente rapidement de proportion. Cette observation prouve aussi que le turbith nitreux n'entre pour rien dans la coloration de la pommade, comme le prétendait Soubeiran ; cette coloration n'est pas due non plus à l'action de l'acide nitrique, comme l'a dit M. Baudrimont, sur les matières protéiques retenues par l'axonge.

Si on mélange une portion de cette couche colorée avec de l'élaïdate de mercure séparé par l'éther, au bout de peu de temps surtout, si on étale le mélange en couches minces, on voit apparaître le mercure réduit.

Abordons l'examen de la troisième question qui a aussi son importance : Le hasard nous a servi.

Lorsqu'on traite les deux pommades par huit fois, son poids d'essence légère de pétrole (mélange en proportion variable de carbure d'hydrogène de la série du gaz des marais, bouillant vers 60°) tout se dissout (à la faveur, sans doute, des corps gras), à l'exception du mercure réduit ou à l'état d'oxyde et surtout de protoxyde ; on filtre et on obtient ainsi exactement, par la combustion du filtre opérée par l'eau régale après lavage par un excès d'essence les portions de mercure qui, rapportées à 25 grammes de pommade, ont été trouvées égales à 0,09 pour A et 0,23 pour B, après un mois et demi de préparation. On pourrait objecter à cette expérience que l'essence réduit une portion des sels mercuriels ; on sait, en effet, qu'on peut, comme M. Bobierre l'a fait, précipiter le mercure de la pommade par l'essence de citron ou toute autre essence, réaction qui, soit dit en passant, prouve qu'il faut se garder d'aromatiser la préparation. Nous pouvons affirmer que, vu la stabilité du dissolvant employé, cette réduction n'a pas eu lieu et qu'on peut conclure de l'expérience, comme cela ressortait de ce qui a été déjà dit, savoir : que dans l'onguent citrin, la réduction du mercure marche plus vite que dans la pommade Fontaine.

Nous voilà arrivé à la fin de notre tâche, laissant derrière nous matière à travailler encore sur la question ; mais ayant débrouillé un peu ce chaos et montré ce qui n'avait pas encore été fait, la proportion de mercure à l'état de mélange ou d'azotate, et celle combinée aux corps gras, principalement d'élaïdate qu'on peut isoler par l'éther presque pur. Nous croyons avoir aussi nettement expliqué le mécanisme des réactions chimiquement opérées.

Enfin, comme conclusion, on voit que, soit l'examen physique, soit la composition chimique, donnent la priorité à la pommade Fontaine, et dès lors, son emploi qui se propage et son efficacité ne doivent plus nous étonner.

Mars 1868.

TARIN.

Paris, impr. P. Dupont, 41, rue J.-J.-Rousseau (Hôtel des Fermes) (3713). 9.8